BEI GRIN MACHT SICH IHR WISSEN BEZAHLT

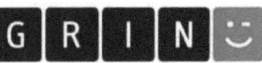

Die Zukunft der Pflege. Notwendigkeit und Herausforderungen der Digitalisierung im Gesundheitswesen

Enrico Kollatz

GRIN ☺

Bibliografische Information der Deutschen Nationalbibliothek:

Die Deutsche Nationalbibliothek verzeichnet diese Publikation in der Deutschen Nationalbibliografie; detaillierte bibliografische Daten sind im Internet über http://dnb.d-nb.de abrufbar.

ISBN: 9783346978073
Dieses Buch ist auch als E-Book erhältlich.

© GRIN Publishing GmbH
Trappentreustraße 1
80339 München

Druck und Bindung: Books on Demand GmbH, Norderstedt Germany
Gedruckt auf säurefreiem Papier aus verantwortungsvollen Quellen

Das Buch bei GRIN: https://www.grin.com/document/1420781

Pflege 4.0

Warum ist die Digitalisierung der Pflege notwendig?

Fakultät Angewandte Gesundheitswissenschaften Zentrum für

Akademische Weiterbildung – Fachbereich Gesundheit

Inhaltsverzeichnis

1. Vorwort

Vor mehr als 20 Jahren, im Jahr 1995, formulierte die Pflegeinformatik-Pionierin Dr. Suzanne Bakken Henry von der Columbia University in New York drei Kernfragen zum Einsatz von Informationstechnologie in der Pflege:

- Was sind pflegerische Daten und wie können diese in Informationssysteme repräsentiert werden?
- Wie verwalten und verarbeiten Pflegekräfte Daten, Informationen und Wissen für klinische Entscheidungsprozesse?
- Wie kann Informationstechnologie bei der Verwaltung und Verarbeitung von pflegerischen Daten, Informationen und pflegerischen Wissen unterstützen?

(Pflege und IT)

Genau diese drei Fragen haben in den letzten Jahren nicht an Aktualität eingebüßt, sie haben weiterhin ihre Gültigkeit und dienen als Richtschnur bei der Beschreibung der Verbreitung der IT in der Pflege aus Anwender- und Forschungssicht in den vergangenen Jahren in Deutschland.

2. Einleitung

Nachdem die digitale Transformation alle Gesellschafts- und Lebensbereiche erfasst hat, beeinflusst die Durchdringung von Informations- und Kommunikationstechnologie nachhaltig die Grundlagen der Arbeit und des Wirtschaftens in der heutigen Gesellschaft. Durch die rasante Entwicklung, wie z.B. des Internet, cyper – physische Systeme, Big Data, und durch die Verwendung von Clouds werden schrittweise und unaufhaltsam alle Wissenschaftsbereiche verändert.

(Roth et al. 2015)

Aufgrund der Bedeutung der sozialen Interaktion und zwischenmenschlichen Fürsorge zwischen Pflege und Patient gelten personenbezogene Dienstleistungen, z.B. in der Altenpflege, der Gesundheits- und Krankenpflege und in der Therapie als Bereiche, die ein geringes Digitalisierungspotenzial aufweisen.

Trotzdem durchdringen Informations- und Kommunikationstechnologie, sogar die Robotik das deutsche Gesundheitswesen.

Eine große Resonanz finden in Deutschland vor allem Berichte über den Einsatz von Pflegerobotern. Darin wird die Robotik als Zukunft dargestellt, welche die Patienten pflegerisch versorgen wird.

Diese ist allerdings von der Realität noch weit entfernt. Dennoch verändert der Einsatz von Software mobiler Endgeräte oder Sensortechnik und Robotik die Arbeit der Pflegenden grundlegend.

Momentan konzentriert sich ein großer Teil der eingeführten IT hauptsächlich auf die Dokumentationssysteme und auf mobile Endgeräte.

Verstärkt an Bedeutung gewinnen aber auch vernetzte Hilfs- und Monitorsysteme.

Durch den demographischen Wandel und der damit ansteigenden Zahl an pflegebedürftigen Personen gewinnt die Digitalisierung in der Pflege enorm an Bedeutung.

Ein weiterer Faktor ist der Mangel an Fachkräften, der sich ebenfalls auf diese Entwicklung auswirkt. Dieser Trend ist für die Erhaltung und Verbesserung der Versorgungsqualität von hoher Bedeutung.

Desweiteren hofft die Politik, dass durch die verstärkte Technisierung im Gesundheitswesen eine Effektivierung und Reduzierung der Kosten eintritt.

(Gigerenzer et al. 2016)

3. Einsatzgebiete

„Ein zunehmend prägendes Merkmal ist der Ersatz oder die Ergänzung menschlicher Denk- und Kommunikationsleistung sowie komplexer Handlungen durch Computer und Roboter."

(Fachverband Informationstechnologie in Sozialwirtschaft und Sozialverwaltung e.V. FINSOZ, 2016, Positionspapier Digitalisierung der Sozialwirtschaft, Berlin)

3.1 Krankenhausinformationssysteme (KIS)

In den meisten modernen Kliniken ist ein KIS vorhanden und auch im Einsatz.

Es dient der durchgehenden Erfassung aller Daten, die in der Klinik aufkommen.

Medizinische Daten und administrative Informationen werden im KIS miteinander vernetzt und verwaltet.

Das Ziel ist alle Patienteninformationen effizient und zuverlässig zu verarbeiten und jederzeit eine schnelle und zielorientierte Handlungsfähigkeit zu haben.

Durch die Vernetzung aller zentraler Daten und ihrer Verwaltung ist eine enge und effiziente Zusammenarbeit der einzelnen Abteilungen, wie z.B. Verwaltung, Stationen, Labor, OP oder der Radiologie möglich. Es können sofort nach der Aufnahme eines neuen Patienten alle Daten an den einzelnen Stationen abgefragt oder ergänzt werden.

4

Dieses System hilft der Klinik dabei, ihre Wirtschaftlichkeit und Leistungsfähigkeit in allen Bereichen signifikant zu steigern.

Der digitale Informationsfluss wird in der Zukunft zum unverzichtbaren Alltag in der modernen, zeitgemäßen Klinik.

Im Vordergrund stehen dabei die Kommunikationsmöglichkeiten mit und für die Patienten. Ziel ist es, die Eckpunkte Flexibilität, Wirtschaftlichkeit und Patientenzufriedenheit langfristig und dauerhaft zu verbessern.

Dem Patienten soll das Krankenhausinformationssystem unter anderen helfen, ihren Behandlungsprozess besser zu verstehen. Dies geschieht durch das Angebot an medizinischen Informationsvideos direkt am Patientenbett oder durch generelle Behandlungsinformationen.

Für das Personal geht es darum, unnütze Wegstrecken zu sparen und bei der Visite oder bei der Kontrolle der Vitalparameter des Patienten wie etwa direkten Zugriff auf alle Daten des einzelnen Patienten zu haben und diese an Ort und Stelle ergänzen zu können.

3.2 Personaleinsatzplanung

Parallel zur elektronischen Patientenakte bzw. zur Pflegedokumentation gibt es ein weiteres Softwareprodukt, welches in der Vergangenheit in vielen Kliniken eingeführt wurde oder aktuell eingeführt wird.

Die IT-gestützte Personaleinsatzplanung, das Dienstplanprogramm.

Das Programm ist für die Beschäftigten in der Pflege von großer Bedeutung.

Es erleichtert die aufwendige Schichtplanung und bringt eine gewisse Transparenz hervor.

Es bezieht sich auf alle Beteiligten wie beispielsweise die Geschäftsführung, die Pflegedienstleitung, die Pflege und die Arbeitnehmervertretung.

(Remmers, 2015)

Ein weiterer Vorteil ist die schnelle Reaktion auf kurzfristige Verhaltens- und Gesundheitsveränderungen von Seiten des Pflegepersonals oder auf Krankenstände der Pflegenden.

(Digitalisierung und Technisierung der Pflege in Deutschland, Input Consulting gGmbH, 2017)

3.3 Logistik

Im gegenwärtigen Krankenhausalltag ist eine gut organisierte Krankenhauslogistik unerlässlich, sie vereinfacht die innerbetrieblichen Prozesse.

Dabei ist ein hohes Maß an Qualität eine Grundvoraussetzung für den reibungslosen Ablauf der einzelnen Prozesse wie z.b. die Essensbestellung, die Bestellung von alltäglichen oder medizinischen Gebrauchsgütern, die Versorgung mit frischer Wäsche oder die Belieferung der einzelnen Abteilungen mit Sterilgut.

Die zunehmende Technisierung auf diesem Sektor sichert zudem eine spürbare Entlastung für die Pflegenden im Alltag.

3.4 Labor

Auch in diesem Bereich ist die Digitalisierung und Vernetzung nicht mehr wegzudenken. Die Laborwerte sind überall und zu jedem Zeitpunkt online verfügbar, dies ist besonders im OP-Bereich von großer Bedeutung für die Effizienz der geplanten Abläufe.

3.5 Überwachung und Übertragung der Körperfunktionen der Patienten

Nachdem 2012 „Google Glass" vorgestellt wurde und zahlreiche Smartwatches entwickelt wurden, rücken zunehmend Produkte des sogenannten „Wearable Computing" (tragbare Datenverarbeitung), geplant für den Einsatz in der Arbeitswelt, in das Auge der Entwickler und Anwender.

Das sind die sogenannten Mensch-Computer-Schnittstellen, welche am Körper getragen werden können und wo die Informationen direkt abgelesen werden können.

Sie sollen die Arbeitstätigkeit der Pflegenden durch die sofortige Bereitstellung der Informationen unterstützen.

Dazu zählen etwa intelligente Brillen („Smart Glasses") über welche dem Träger entsprechende Informationen direkt eingeblendet werden können. Auch am Handgelenk getragene „Smartwatches" können sowohl Pflegekraft bestimmte Arbeitsaufträge übermitteln, als auch an diverse Tätigkeiten wie z.B. die Medikamentengabe erinnern.

Vorstellbar wäre aber auch Patienten z.B. mit so einem Gerät auszurüsten.

Durch den integrierten Bewegungssensor könnte ein Alarm ausgelöst werden, sobald ein Patient gestürzt ist oder versucht unbefugt die Einrichtung zu verlassen.

So wird beispioelsweise im Forschungsvorhaben „Pflege mit Durchblick" seit 2016 daran gearbeitet, dass mit Kameras ausgestattete Datenbrillen Arbeitsabläufe vereinfachen und Leistungen gesteigert werden (Wrzesinska, 2015).

Ein nächster Schritt bei der tragbaren Datenverarbeitung stellt die intelligente Berufskleidung dar. Diese ist bereits heute schon in der Lage über Sensoren Bewegungen, Körperhaltungen und Vitalparameter zu erfassen.

Durch diverse Forschungen wurden bereits einige Anwendungsfelder untersucht und evaluiert.

Zum Beispiel wurde im Rahmen der BMBF-Fördermaßnahmen „Assistierte Pflege von Morgen" ein sogenanntes „Sensorshirt" entwickelt (vgl.: http//dghasens.de).

Mit diesem Kleidungsstück kann man durch die Messung von Körperhaltung und Bewegung ein „Belastungsprofil" für die Pflegekraft erstellen und hiermit wäre die Möglichkeit für präventive Schulungs- und Trainingsprogramme gegeben (Munstermann, 2015).

Man sollte solche Entwicklungen aber auch immer kritisch betrachten, da die damit einhergehende Aufzeichnung und Dokumentation nahezu aller Bewegungen des Nutzers einen massiven Eingriff in die Persönlichkeitsrechte darstellt (Goetsch, 2015).

Der Vollständigkeit halber wäre im Kontext die Robotik zu nennen, welche aber den Rahmen dieser Abhandlung überschreiten würde.

3.6 Eingesetzte Geräte im Krankenhaus

Diese kann man in 3 Kategorien einteilen. Zum einen die Standardgeräte/Standardsysteme, wie z.B. Desktop – PC, Digitalkamera oder Monitoring – Systeme. Als wären die zunehmend verbreiteten Geräte wie: Laptop, Smartphone, Digitale Assistenten (Medikationspic), Bedside Terminal, KIS, Digitale Visitenmappe oder Tablets zu nennen. Zum Schluss sind noch die sogenannten „Exoten" wie z.B. Wearable (Smart – Glasses, Smart – Clothes), 3 D-Drucker, Roboter (Service, OP) oder Technik zur Ortung (Smart Watches) zu erwähnen (IAT, 18. OWL Forum Gesundheitswirtschaft).

4. Rahmenbedingungen der Digitalisierung und Technisierung der Pflege

Aus berufspolitischer, gesellschaftlicher, gesundheitspolitischer und aus wirtschaftlicher Sicht ist der Bereich der Pflege von großer Bedeutung. Momentan sind ca. 3 Millionen

Menschen in einem der Pflegebereiche beschäftigt, wovon rund die Hälfte einem Pflege- oder Therapieberuf nachgeht.

In der Perspektive gesehen gilt, das Gesundheitswesen als wachstumsstark und als „Beschäftigungslokomotive"

(Conrads et al., 2016)

Da die Pflege in der Gesellschaft einen großen Stellenwert einnimmt, weil sie den öffentlichen Bereich der Daseinsfürsorge abdeckt, ist sie von essentieller Bedeutung für das Funktionieren einer modernen Gesellschaft.

Das Gesundheitswesen ist in der Öffentlichkeit immer wieder Gegenstand von Debatten, die sich vorwiegend mit Kostenexplosionen und Finanzierungsgrenzen beschäftigt. Daher sollte es, in der Hauptsache, als Pflegeberuf attraktiver gestaltet werden, um neue Pflegestellen zu schaffen und neue Pflegende zu gewinnen.

Dazu könnte die anstehende Digitalisierung und Technisierung einen Beitrag leisten.

Mehrere Faktoren üben Einfluss auf die Digitalisierung und Technisierung im Gesundheitswesen aus.

Die wichtigsten sind die Politisch-regulatorischen Rahmenbedingungen sowie Ökonomische Rahmenbedingungen und die gesellschaftlichen Faktoren.

4.1 Politisch-regulatorische Rahmenbedingungen

Das deutsche Gesundheitssystem liegt, nach dem Grundgesetz, im Verantwortungsbereich des Staates.

(Artikel 20, Absatz 1, Grundgesetz)

Demnach sind für die Rahmenbedingungen der digitalen und technologischen Transformation der Pflege hauptsächlich die staatlichen Institutionen zuständig.

Das Fundament, aus der sich ein Großteil der Finanzierungsprinzipien ergibt, ist somit das deutsche Sozialversicherungssystem. Dahingehend wurde der Staat in der jüngeren Vergangenheit in Form von Gesetzen oder der Bereitstellung von Forschungsgeldern aktiv.

So wurde z.B. im Dezember 2015 das sogenannte „E-Health Gesetz" verabschiedet, das einen verbindlichen Zeitplan für die vollständige Einführung der elektronischen Gesundheitskarte vorgibt.

Hiermit wurde gleichzeitig auch ein finanzieller Anreiz für das Digitalisieren von Notfalldaten und elektronischen Briefen gesetzt.

In der Vergangenheit wurden im Rahmen der Forschungsförderung vermehrt Mittel zur Erforschung neuer technologischer Anwendungen bereitgestellt.

Diese konzentrieren sich momentan auf die Forschung und Entwicklung im Sektor der „Altersgerechten Assistenzsysteme für das selbstbestimmte Leben in den eigenen Wohnräumen."

(Shire/Leimeister, 2012, Weiß et al.)

4.2 Ökonomische Rahmenbedingungen

Da die Kosten für die Pflege und die medizinische Versorgung ganz besonders von der gesetzlichen Krankenversicherung und der gesetzlichen Pflegeversicherung getragen werden, sollte bei Investitionen in digitale und technologische Innovationen immer der Blick auf die ökonomischen Rahmenbedingungen gelenkt werden.

„Im Bereich der Krankenhäuser sollten die Investitionskosten im Zuge öffentlicher Förderung weitgehend durch die Bundesländer getragen werden."

(BDO AG/DKI, 2015)

Momentan wird die Hälfte der Investitionen aus öffentlichen Fördermitteln bestritten, die andere Hälfte steuern die Einrichtungen anderweitig bei.

Zwischen 2012 und 2014 sind gerademal 500 Millionen Euro (9,4% der Investitionen) in die Informationstechnologie geflossen.

Nach Expertenmeinung sind 3 von 4 Kliniken durch die mangelnde Investition nicht ausreichend Innovationsfähig.

(BDO/AG/DK, 2015)

In den Institutionen der Alten-, Gesundheits- und Krankenpflege wird die Digitalisierung und Technisierung deutlich durch die finanzielle Restriktion gebremst.

Somit scheitern die Innovationen häufig am nicht vorhandenen Budget der Kliniken sowie an den nicht bereitgestellten finanziellen Mitteln durch die einzelnen Bundesländer.

4.3 Gesellschaftlicher Faktor

In der deutschen Gesellschaft kann ein in den letzten Jahren stetig gestiegenes Interesse an bestimmten Gesundheitsthemen festgestellt werden.

(Bandener et al., 2014)

Sogenannte „Gesundheits-Apps" erfreuen sich durch die stetige Entwicklung und Verbreitung von Smartphones und Tablets an einer wachsenden Bedeutung.

(Gigerenzer et al., 2016)

In diesem Zusammenhang kommt die Datensicherheit und der Schutz vor Datenmissbrauch auf. Die Erwartungen in Sachen Datenschutz und Informationssicherheit sind hoch. Dies stellt besonders im Gesundheitswesen eine große Herausforderung an die Entwicklung passender informationstechnischer Systeme dar.

Desweiteren bestehen in einigen Teilen der deutschen Gesellschaft auch ethische Bedenken gegenüber dem Einsatz von Robotik und Technik in der Pflege.

(Stösser, 2011)

In diesem Zusammenhang soll die Pflege als zwischenmenschlicher Akt, weder durch den Einsatz von zu viel Technik, noch durch Robotertechnologie in den Grundsätzen verändert werden.

Wenn man sich die Rahmenbedingungen ansieht, bemerkt man, dass die Digitalisierung und Technisierung der Pflege eine hohe Herausforderung für die Menschen bedeutet, die sie im Alltag ein- und umsetzen werden.

5. Substituierbarkeitspotenzial nach Berufssegmenten

Im Berufssegment „medizinische und nichtmedizinische Gesundheitsberufe" ist die Substituierbarkeit über alle Anforderungsniveaus relativ niedrig. Fachkräfte sind einem höheren Substituierbarkeitspotenzial ausgesetzt als Helfer, dies zeigt sich hier am ehesten. Durch die Herausforderungen, welche sich im Zuge der demographischen Entwicklung für das Berufsfeld ergeben, kann man den Befund durchaus positiv bewerten. Etwa 30% der Fachkrafttätigkeiten und 15% der Helfertätigkeiten können im Moment durch IT-Systeme ersetzt werden. Dadurch kann, wenn auch relativ wenig, die Tätigkeitssituation in dieser Berufsgruppe ein wenig entlastet werden (IAB, Forschungsbericht 11/2015).

5.1 Definition des Substituierbarkeitsprinzips

Das Substituierbarkeitsprinzip gibt an, in welchen Ausmaß Berufe gegenwärtig potenziell durch den Einsatz von Computern oder computergesteuerten Maschinen ersetzbar sind. Es entspricht dem Anteil an Kerntätigkeiten in einem Beruf, die schon heute durch den Einsatz moderner Technologien übernommen werden könnten (IAB, Kurzbericht 04/2018).

Vor allem im Pflegebereich entstehen ethische, gesellschaftliche und rechtliche Hindernisse. Diese standen bislang der Umsetzung der digitalen Technologien sowie der Einführung von Robotik im Weg. Dazu kommen noch die sehr hohen Investitionskosten, die vor allem von den Einrichtungen in staatlicher Trägerschaft nur schwer erbracht werden können (Daum M., 2017).

6. Ausblick in die Zukunft

Allgemein wird das Gesundheitswesen als Nachzügler der Digitalisierung bezeichnet (Thalmyr, 2015). Trotzdem üben die digitalen Arbeitsprozesse und technologischen Hilfsmittel mehr Einfluss auf die Pflegebereiche aus. Dabei liegt aber der Fokus besonders auf der Einführung moderner Informations- und Kommunikationstechnologien. Und hier wieder besonders bei der Implementierung der elektronischen Patientenakte und mobiler Endgeräte.

Durch die Fortschritte in der Sensortechnologie kommt es zu neuen, vernetzten Hilfs- und Monitoringsystemen, die dann in der Pflege eingesetzt werden können.

Trotz des anfänglich erwähnten Nachholebedarfs ist es nur noch eine Frage der Zeit, bis die Einrichtungen des Gesundheitswesens flächendeckend z.b. mobile Endgeräte in der Pflege einsetzen werden. Im Moment besitzen im Bereich der Pflege die sogenannten „Wearables" noch keine große Aktie. Aber aufgrund der mannigfaltigen Vorteile für die Patienten, die zu pflegenden Personen und die Pflegekräfte kann man davon ausgehen, dass in der nahen Zukunft diese neue Technologie immer mehr zum Einsatz gelangen wird.

In Deutschland sind die meisten Produkte in Sachen Robotik noch nicht serienreif oder sie werden, hauptsächlich wegen der hohen Kosten, noch nicht flächendeckend eingesetzt. Im Gesundheitswesen wird die Robotik hauptsächlich im Service- und Transportbereich angewendet. Aber auch in der Rehabilitation ist die Robotik teilweise schon im Einsatz. Viele Einrichtungen der ambulanten und stationären Krankenpflege, sowie in der Rehabilitation nutzen mittlerweile schon diesen Fortschritt. In der Pflege profitiert das Personal hauptsächlich von Patienten- und Personenliften, welche schon seit einiger Zeit dort im Gebrauch sind (Hielscher et.al., 2015).

Es gibt ein Projekt eines Frankfurter Institutes welches diesbezüglich den nächsten Entwicklungsschritt getan hat. Einen intelligenten und vielseitigen Patientenlifter. Dieser kann autonom zum jeweiligen Einsatzort, also zum Patienten, fahren (Daum M., 2017). Die Roboter in der Pflege, wie z.B. der intelligente Pflegewagen oder die, die in den direkten Kontakt mit den Patienten gehen, sind bis jetzt nur im Forschungslabor anzutreffen. Der Grund hierfür liegt hauptsächlich an der allgemeinen Finanzierungs- und Haftungsproblematik.

Ein weiteres großes Problem für die Implementierung von Informations- und Kommunikationstechnologien in der Pflege sowie der Vernetzung von Hilfs- und Monitorsystemen stellt der Datenschutz dar (Flade et.al., 2016).

Zum Schluss dieses Abschnittes stellt sich die Frage wie weit die Digitalisierung und Technisierung überhaupt in die Pflege vordringen soll. Wird in der Zukunft die Pflege den Robotern und Maschinen überlassen? Wollen wir das überhaupt und inwiefern verbessert der Einsatz von digitaler Technologie die Versorgungsqualität im Krankenhaus?

7. Pro und Contra

Die Technik in Form von Überwachungsgeräten für Vitalparameter, Hightech OP-Säle mit Robotik, elektronische Implantate, Neurotechnische Arm- und Beinprothesen, um nur eine kleine Auswahl zu nennen, hält immer mehr Einzug in das Gesundheitswesen und somit in die medizinische Praxis. Aber vor allem auch an und in den menschlichen Körper. Da bleibt eine Diskussion über die ethischen Aspekte nicht aus.

Nach dem Philosophen Prof. em. Dr. Gernot Böhme besteht aber das invasive in der Medizin nicht im gewaltsamen Eindringen in den menschlichen Körper sondern sie geht Dank der neuen Möglichkeiten, welche sich durch die neuen Technologien ergeben, eher in die Richtung der minimal invasive Verfahren. Bei dieser Technik kann man durch die immer besser gewordene Bildgebung und elektronische Datenverarbeitung mehr und mehr auf große, schmerzhafte Eingriffe in den menschlichen Körper verzichten. So wird z.B. zunehmend die sinnliche Wahrnehmung durch das Benutzen technischer Instrumente und Medien bestimmt. Bestimmte Technologien werden so nicht mehr für vorausdefinierte Aufgaben und Tätigkeiten entworfen, sondern geben den Rahmen für neue Zwecke und Einsatzbereiche. Als Beispiel soll hier das Internet dienen. Es wurde ursprünglich als Kommunikationsmedium entworfen, aber zwischenzeitlich hat es sich zu einem Medium entwickelt, für das es immer neue Verwendungsmöglichkeiten gibt. So ist das Internet zum Medium des gesellschaftlichen Handelns und der gesellschaftlichen Steuerung herangewachsen und dringt soweit immer tiefer in menschliche Verhaltensweisen vor (Deutsches Ärzteblatt, 2014).

„Wir leben in einer technischen Zivilisation. Bewertungsparameter hierfür fehlen aber noch."

(Krings, 2014)

Hightech hat in der Medizin, besonders in der operativen Medizin, eine sehr große Bedeutung. Dies hat aber nicht nur positive Auswirkungen, wie folgendes Beispiel zeigen soll. Robodoc, ein OP-Roboter, welcher für Fräsarbeiten direkt am Hüftknochen eingesetzt wird. Der Roboter wurde ab dem Jahr 2000 in Deutschland eingesetzt. Dabei kam es zu einer Reihe von Kunstfehlern. Die Ärzte hielten sehr lange an dieser Technik, trotz der hohen Fehlerrate fest, bis es erst durch die Initiative eines geschädigten Patienten zu einer gesellschaftlichen Diskussion kam. Daraufhin wurde der Roboter nicht mehr eingesetzt (Deutsches Ärzteblatt, 2014).

„Ein gewöhnlicher Morgen in einem Seniorenheim irgendwo in Deutschland: Die Pflege hat alle Hände voll zu tun. Während eine Altenpflegerin gerade per Tablet den Blutzuckerspiegel einer Bewohnerin erfasst, erhält sie ebenfalls auf digitalen Weg die Meldung, dass ein an Demenz erkrankter Bewohner soeben das Heimgelände verlassen hat. Das Assistenzsystem in seiner Armbanduhr hat Alarm geschlagen. Sie bespricht sich mit einer Kollegin, die den Mann zurückholt. In einer halben Stunde hat er ohnehin einen Termin mit seiner Hautärztin. Eine leicht veränderte Hautstelle soll abgeklärt werden. Weil die Ärztin aber eine Fahrstunde entfernt ist, wird die Altenpflegerin sie für eine erste Einschätzung per Videochat hinzuschalten" (Digitalisierung in der Pflege, 2018). Das ist keine Vision mehr, solche Technologien trifft man heutzutage in der Pflege schon an. Obwohl die Technisierung in der Pflege, im Vergleich zu anderen Branchen, noch ziemlich am Anfang steht. Wenn neue Technologien in der Pflege eingesetzt werden, bringt es große Chancen mit sich. Diese sollten allerdings darauf ausgerichtet sein, den Arbeitsalltag zu erleichtern, Belastungen für Pflegende zu verringern und trotzdem eine hohe Qualität in der Pflege zu ermöglichen. Die Hauptfrage hierbei lautet: Wie ist es möglich, dass geeignete Technologien ihren Platz in der modernen Pflege finden? Technische Hilfsmittel in der Pflege sind nichts neues, es gibt sie schon länger. Was die Arbeitswelt in der Pflege aber grundlegend revolutioniert ist die Digitalisierung. Dazu kommen zwei weitere Punkte, die ein Verzicht auf Digitalisierung in der Pflege unmöglich machen. Das ist einerseits der demographische Wandel, die arbeitsfähige Bevölkerung wird zunehmend weniger und zum anderen sind die sich wandelnden Erwartungen der Beschäftigten an ihren zukünftigen Arbeitsplatz dafür verantwortlich. In Deutschland leben die Menschen Statistisch gesehen immer länger. Für das Jahr 2060 wird prognostiziert, dass zirka ein Drittel der Deutschen älter als 65 Jahre alt sein wird (Statistisches Bundesamt, 2015).

Somit wächst der Bedarf an Pflegepersonal enorm. Hinzu kommt der Mangel an Menschen, die in der Pflege arbeiten wollen. So bleiben z.B. Stellen unbesetzt und es müssen sogar Einrichtungen aufgrund dessen schleißen. Am meisten davon betroffen sind Alten- und Pflegeheime.

Aus diesen Gründen ist es wichtig in naher Zukunft mehr Auszubildende für die Pflegeberufe zu gewinnen. Aber gleichzeitig müssen diejenigen die schon in der Pflege arbeiten, möglichst lange und gesund an den Beruf gebunden werden.

Dafür sind optimale Arbeitsbedingungen unerlässlich. Hierbei kann die Digitalisierung, wie an den vorangegangenen Beispielen gezeigt wurde, einen nicht zu unterschätzenden Beitrag leisten.

Zur Digitalisierung zählen intelligente Technologien, die die Pflege unterstützen, wie Assistenzsysteme, Sensorsysteme bei Bewegungsabläufen, automatische Beleuchtungssysteme, um nur einige zu nennen.

Die derzeitigen Entwicklungen, durch die Digitalisierung ausgelöst und vorangetrieben, stellen eine besondere Qualität der Veränderungen dar. Dies wird aktuell unter dem Slogan „Pflege 4.0" beschrieben.

Die folgende Grafik gibt Aufschluss darüber, was heute schon in den Kliniken genutzt wird.

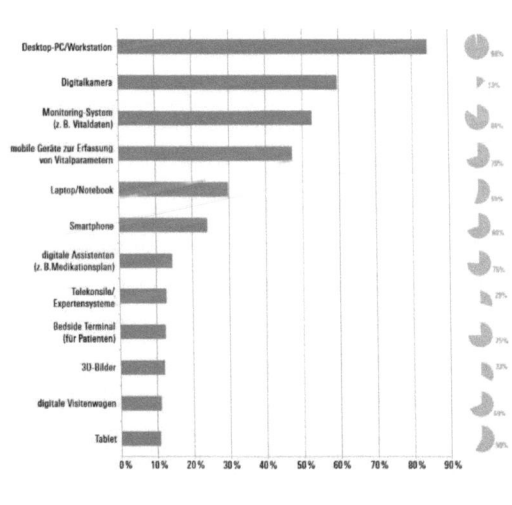

Verbreitung und Häufigkeit der Nutzung einzelner Geräte

■ Nutzung am Arbeitsplatz
▨ davon täglich/mehrfach täglich

Tabelle 1: Nutzung einzelner technischer Geräte in Krankenhäusern
Hans Böckler Stiftung: Digitalisierung im Krankenhaus. Mehr Technik – bessere Arbeit? 365. Band der Reihe Study, Düsseldorf, 2017, S. 37

Im Kontext dazu ist die Meinung der Pflegenden zum Thema Digitalisierung nicht zu vernachlässigen. Wie blicken SIE auf die Möglichkeiten der Digitalisierung in der Pflege, welche Auswirkungen haben diese neuen Technologien auf ihren Arbeitsalltag.

Die Digitalisierung kann nur dann weiter auf dem Vormarsch sein, wenn sie von den zukünftigen Nutzern akzeptiert wird. Jetzt ist die Pflege aber ein Berufszweig, in dem es mehr um die zwischenmenschliche Beziehung und somit die Nähe zum Patienten geht als um den Einsatz von Robotern, die diesen Part übernehmen.

Es gibt mittlerweile Erhebungen, die das Gegenteil belegen, das heißt, dass die modernen Pflegenden sich keineswegs vor der Technik in ihrem Beruf verschließen.

Die Berufsgenossenschaft für Gesundheitsdienst und Wohlfahrtspflege hat z.B. 576 Pflegende befragt und dabei herausgefunden, dass die Neugier gegenüber den neuen Technologien größer ist als die Skepsis.

Ebenso überwiegen die positiven Einstellungen gegenüber den negativen und die Pflegenden sind keinesfalls Technologieängstlich, unabhängig von der Einrichtung oder dem Alter (Merda, Schmidt und Kähler, 2017).

8. Zusammenfassung

Warum ist die Digitalisierung der Pflege notwendig?

Um der Aktualität dieses Themas gerecht zu werden wurde in dieser Arbeit hauptsächlich auf digitale Medien, das Internet an erster Stelle, zurückgegriffen.

Maren Lienicke, Gründerin von reconva, dem virtuellen Stationszimmer, drückte es folgendermaßen aus: „Pflege ist nicht digitalisierbar, aber wir können digitale Möglichkeiten klug nutzen, um Pflegewissen zu den Menschen zu bringen."

Viele Studien, das Forschungsprojekt ITAGAP (Integrierte Technik und Arbeitsprozessentwicklung für Gesundheit in der ambulanten Pflege) z.B. zeigen mittlerweile, dass die Pflegenden der Digitalisierung gegenüber eher aufgeschlossen entgegenstehen und einen großen Nutzen für sich und die zu pflegenden darin erkennen.

Die Digitalisierung gestaltet die Pflege attraktiver, das erste „Smart Hospital" in Deutschland befindet sich an der Universitätsklinik in Essen.

Die dortige Pflegedirektorin, Frau Andrea Schmidt-Rumposch erklärt in einem Artikel in der Zeitschrift „Die Schwester, der Pfleger", was unter dem Begriff „Digitalisierung in der Pflege" eigentlich zu verstehen ist. Für viele „nicht pflegende" drängt sich die Vorstellung auf, dass sich in der Zukunft nur mehr Roboter und Automaten um die Patienten kümmern werden und somit menschliche Fürsorge nur noch simuliert wird. Dies ist aber nicht das

Ziel, es geht primär darum, durch den Einsatz digitaler Technologien Arbeitsabläufe zu optimieren und somit zu verbessern.

Dies bezieht sich hauptsächlich auf administrative Bereiche wie die Dokumentation, die Terminplanung, den Servicebereich und das Bestellwesen.

Dort sollen die Pflegenden nachhaltig entlastet werden, um somit mehr Zeit für ihre eigentliche Aufgabe, der Pflege der Patienten, haben.

Die Digitalisierung soll eine Minderung von körperlichen und psychischen Belastungen bewirken. Dies kann z.B. durch unterstützende Technik beim Umlagern oder Mobilisieren der Patienten erfolgen. Es sollte dabei jedoch nicht aus den Augen verloren werden, dass die Digitalisierung nicht zum Zweck der Rationalisierung genutzt wird, sondern im Sinne der Menschen der Ergänzung dient und nicht dem Ersatz. Die Patienten sollen sich dadurch im Krankenhaus wohler fühlen. Dazu steuert die reibungslose Organisation zum Beispiel ihren Teil bei und die Servicequalität in den Kliniken steigt ebenfalls. Ebenso soll die Digitalisierung den Pflegeberuf ansprechender machen als er bisher war. Durch die vermehrte Übernahme der Routinetätigkeiten wie Dokumentation, der Bestellung und weiterer Servicearbeiten bleibt untern Strich mehr Zeit für die menschliche Zuwendung zum einzelnen Patienten, dem eigentlichen Credo des Pflegeberufes (Die Schwester, der Pfleger, 57.Jhrg., 08/18).

In der Arbeitswelt gilt die Digitalisierung als unausweichlich, das betrifft auch die Pflege. Dabei stellt die Digitalisierung einen Lösungsansatz für die Herausforderungen im Bereich der Pflege, vor allem für den erhöhten Bedarf an Arbeitskräften, hervorgerufen durch den demographischen Wandel dar.

Als oberstes Ziel sind dabei drei wesentliche Punkte zu nennen, welche in einer spannungsvollen Interaktion zu einander stehen und somit als Leitbild für eine wirkungsvolle Weiterentwicklung des Gesundheitswesens im Zeitalter der Digitalisierung dienen.

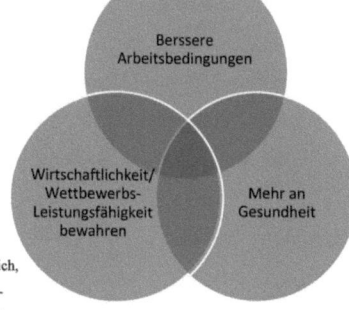

Abbildung 1: Dreiklang der wesentlichen
Zielsetzungen der Digitalisierung im Pflegebereich,
Fachforum Innovative Arbeitswelten im Hightech-
Forum: Die Digitalisierung in der stationären Pflege
– Impulse für personenbezogene Dienstleistungen,
Berlin, April, 2017, S. 4

9. Literaturverzeichnis

Bandener et.al., 2014, Innovation in der Gesundheitswirtschaft. Handbuch Innovation. Wiesbaden, Springer Fachwissen Wiesbaden,

BDO AG/DKI, 2015, Deutsches Krankenhausinstitut (DKI), Investitionsfähigkeit der Deutschen Krankenkassen. BDO AG Köln,

Conrad et.al., 2016, Branchenanalyse Gesundheits- und Sozialwesen. Hans Böcker Stiftung, Düsseldorf,

Daum M., 2017, Digitalisierung und Technisierung der Pflege in Deutschland. Aktueller Trend und ihre Folgewirkungen auf Arbeitsorganisation, Beschäftigung und Qualifizierung. DAA-Stiftung Bildung und Beruf INPUT Consulting gGmbH, http://www.daa-stiftung.de/fileadmin/user_upload/digitalisierung_und_technisierung_der_pflege_2.pdf, letzter Zugriff: 25.03.2020,

Deutsches Ärzteblatt, Jg. 111, Heft 50, 12.12.2014,

Die Schwester Der Pfleger, Jg. 57, Heft 08/2018,

Fachverband Informationstechnologie, 2016, Sozialwirtschaft und Sozialverwaltung e.v., Positionspapier, Digitalisierung der Sozialwirtschaft, Berlin,

Flade et.al., 2016, Hacker haben in deutschen Kliniken leichtes Spiel. Die Welt, http://www.welt.de/politik/deutschland/artikel152471885/hacker_haben_in_deutschland_l eichtes_spiel, letzter Zugriff: 25.03.2020,

Gigerenzer et.al., 2016, Digitale Welt und Gesundheit. eHealth und mHealth – Chancen und Risiken der Digitalisierung im Gesundheitsbereich. Sachverständigenrat für Verbraucherfragen beim Bundesministerium für Justiz und Verbraucherschutz, Berlin,

Goetsch, 2016, Ein Hemd für viele Fälle. Ver.di Public, http://www.verdi.de/2016/ausgabe03/gesellschaft/zukunft/seiten-12-13/AO, letzter Zugriff: 25.03.2020,

Grundgesetz, Artikel20, Absatz1,

Hielschler et.al., 2015, Technikeinsatz in der Altenpflege. Potenziale und Probleme in empirischer Perspektive. Baden Baden: Nomos,

IAT, 2017, 18.OWL Forum Gesundheitswirtschaft, Workshop 1, Bielefeld,

IAB, 2015, Forschungsbericht, Folgen der Digitalisierung für die Arbeitswelt,

Krings, 2014, Deutsches Ärzteblatt, Jg.111, Technisierung der Medizin,

Merda, Schmidt und Kähler, 2017, Pflege 4.0 – Einsatz moderner Technologien aus der Sicht professionell Pflegender. Forschungsbericht. Bundesgenossenschaft für Gesundheitsdienst und Wohlfahrtspflege,

Munstermann, 2015, Technisch unterstützte Pflege von morgen. Innovative Aktivitätserkennung und Verhaltensermittlung durch ambiente Sensorik. Duisburg, Wiesbaden Springer Vieweg,

Pflege und IT, http://www.e-health-com.de/thema_der_woche/pflege_und_it/0de3fe25e49deec9171703576, letzter Zugriff: 25.03.2020,

Remmers, 2015, Natürlichkeit und Künstlichkeit. Zur Analyse und Bewertung von Technik in der Pflege des Menschen. Technikfolgeabschätzung – Theorie und Praxis, Jg. 24, Heft 2,

Roth et.al., 2015, Digitalisierung bei Logistik, Handel und Finanzdienstleistungen. Technologischer Trend und ihre Auswirkungen auf Arbeit und Qualifizierung. Vereinte Dienstleistungsgewerkschaft Landesbezirk Baden Würtemberg, Stuttgart,

Statistisches Bundesamt, 2015, Bevölkerung Deutschlands bis 2060, 13. Koordinierte Bevölkerungsvorausberechnung,

http://www.destatis.de/DE/Publikation/Thematisch/Bev./VorausberechnungBevölkerung/B
er.Deutschland2060Presse5124204159004.pdf, letzter Zugriff: 25.03.2020,

Stösser, 2011, Roboter als Lösung für den Pflegenotstand? Ethische Fragen. Archiv für
Wissenschaft und Praxis der sozialen Arbeit: Vierteljahresbericht zur Förderung von
Sozial-, Jugend- und Gesundheitshilfe,

Shire/Leimeisten, 2012, Technologiegestützte Dienstleistungsinnovation in der
Gesundheitswirtschaft, Wiesbaden, Springer Gabler Verlag,

Thalmayr, 2015, Luft nach oben. kma. Das Gesundheitswirtschaftsmagazin, FKT-aktuell,

Wrzesinska, 2015, The use of smart glasses in healthcare – review. MEDtube Science,

10. Abbildungsverzeichnis

11. Tabellenverzeichnis

BEI GRIN MACHT SICH IHR WISSEN BEZAHLT

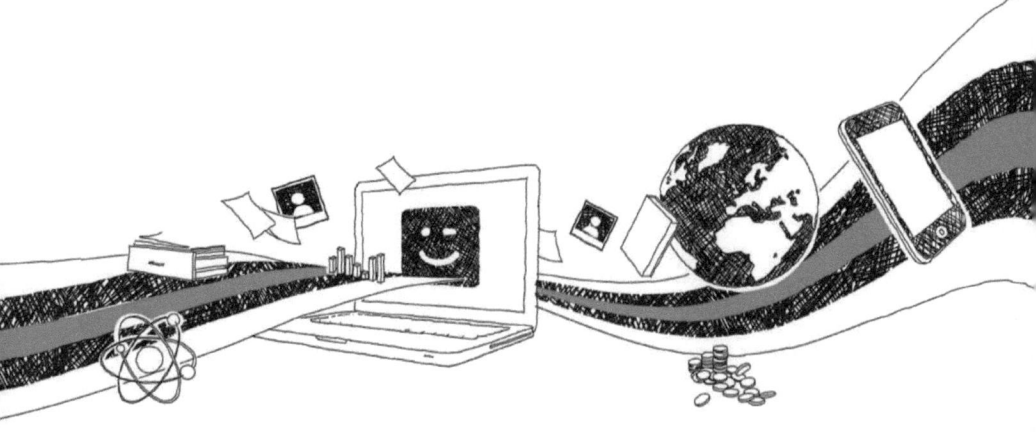

- Wir veröffentlichen Ihre Hausarbeit,
  Bachelor- und Masterarbeit

- Ihr eigenes eBook und Buch -
  weltweit in allen wichtigen Shops

- Verdienen Sie an jedem Verkauf

Jetzt bei www.GRIN.com hochladen und kostenlos publizieren

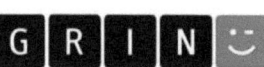